AF356518

LES
RÉFORMES NOUVELLES
Et la Profession médicale

PAR

Le Dr Louis FUSTER

(DE MONTPELLIER)

(Extrait de la Tribune médicale)

PARIS

IMPRIMERIE GOUPY, G. MAURIN Succ^r

71, RUE DE RENNES, 71

1899

LES
RÉFORMES NOUVELLES

Et la Profession médicale

PAR

Le Dr Louis FUSTER

(DE MONTPELLIER)

(Extrait de la *Tribune médicale*)

PARIS

IMPRIMERIE GOUPY, G. MAURIN Succ^r

71, RUE DE RENNES, 71

1899

LES
RÉFORMES NOUVELLES

Et la profession médicale

L'application du nouveau règlement des études médicales semble, à priori, ouvrir un champ plus vaste à la liberté du Travail. A ce titre il a droit à toutes nos sympathies, à tous nos vœux. Que peuvent prouver les diplômes de bachelier au point de vue de la valeur réelle d'un étudiant? Bien peu de chose, sinon rien. La démonstration en est faite depuis longtemps, et il est malheureux de voir avec quel acharnement on se cramponne au prestige d'un parchemin. C'est toujours le principe d'éternelle routine qui dirige les rouages compliqués de toutes nos administrations.

Puisque nous admettons l'inutilité des diplômes, nous acceptons évidemment toutes les équivalences. Tous pourront donc entreprendre les études médicales, mais il ne faut pas que tous puissent les terminer. Jusqu'ici il suffisait de prendre une inscription pour être assuré de parvenir, tôt ou tard, au grade de docteur. La persévérance mérite une récompense et l'indulgence des juges est puissamment secondée par un favoritisme éhonté.

A Montpellier existe depuis trois ou quatre ans, cette mention portée sur la feuille d'examen : « *Extrême indulgence du jury* » c'est-à-dire, *extrême nullité des candidats*. Je me souviens de l'un d'eux qui, à l'examen d'anatomie, cherchait la pédieuse au creux poplité, puis à la région plantaire, et enfin sur la face dorsale, où il ne la trouvait pas. Il faisait ensuite

— 4 —

pa-ser l'urètre au-dessus de la symphyse, et sur l'observation du professeur que c'était un peu haut, il imagina qu'il existait un orifice spécial dans le pubis, etc., etc. Il fut reçu, et pour des raisons de famille, il finit ses études en quelques mois. Ce fait-là s'est reproduit bien des fois, et cette formule « *extrême indulgence* » a reparu souvent à la Faculté de Médecine.

Et ce sont ces docteurs, souvent riches mais d'une incapacité flagrante, qui viennent occuper des places que des jeunes gens honnêtes et consciencieux auraient tenues avec honneur et dévouement.

J'ai parlé de Montpellier (1) que je connais, mais je suis absolument convaincu qu'il en est partout ainsi, et j'aurais été heureux d'entendre s'élever des autres facultés des protestations analogues aux miennes.

Je reconnais que maintenant, par l'emploi des boules rouge, noire et blanche, on ne pourra, d'une façon apparente au moins, faire une aussi large part à l'arbitraire.

Cependant puisqu'on ne peut compter sur l'impartialité des juges qui ne tiennent aucun compte des devoirs que la Société leur impose et n'ont aucune conscience, il est un moyen, je ne dis pas infaillible, mais, plus sûr, d'éviter de tels abus, au grand bénéfice des malades et des médecins eux-mêmes ; je veux parler de la création d'un jury d'examen *indépendant* du corps enseignant.

C'est là le remède suprême, car on obtiendrait ainsi, peut-être, une garantie relative de justice.

Il y a longtemps que des hommes éminents plaident dans ce sens. *La Tribune Médicale* s'est souvent fait l'écho de ces réclamations ; mais comme toujours, ce

(2) Voir nos articles : Thèse de Doctorat ; Les Universités françaises ; Dans les Universités. In : *Tribune médicale.*

sont les revendications désintéressées et utiles qui ne sont pas entendues.

Il faut à notre Enseignement Supérieur des transformations radicales, et bon gré mal gré, les réformes actuelles n'aboutissent qu'à un grossier raccommodage, à un vulgaire compromis entre l'ancien régime et l'époque actuelle. On cherche à soutenir cet antique monument qui croule. Laissons-le donc tomber définitivement, et sur ses ruines en poussière construisons un édifice nouveau, dont les bases seront en rapport avec la science du Progrès et les tendances intellectuelles, qui se généralisent chaque jour davantage.

L'idée inspiratrice du règlement qui vient de paraître à l'*Officiel* est excellente. Toutes les carrières facilement ouvertes à tous ; seulement il faut voir où elles conduisent, ces carrières dites libérales !

Il est vrai que la Médecine, doublée de Charlatanisme, permet à bien des gens de se créer une situation pécuniaire brillante ; mais notre profession est-elle tombée si bas que ce ne soit qu'un métier, ou mieux une industrie, une spéculation ?

Malheureusement, c'est encore là une vérité qu'il faut reconnaître, et le docteur Baudouin a exprimé peut-être le sentiment général en disant : « Nos confrères des « villes et des campagnes ne demandent plus à être considérés comme les représentants autorisés de la Science « libre, de la saine Pensée, de l'idée affranchie des vulgaires préjugés. Ce qu'ils veulent désormais, et avant « tout, c'est nourrir leur famille et élever leurs enfants ; « et vraiment on ne saurait trop leur en vouloir de « ne voir à l'existence qu'un but aussi terre à terre. Il « faut désormais être riche pour se permettre d'être un « savant et pour se payer le luxe d'avoir des idées bien « à soi (1). »

Oui, dans notre République, qui a voulu aplanir les

(1) *Gazette médicale de Paris*, 12 août 1899.

divers degrés de la Société, qui a proclamé les princi-
pes d'Egalité et de Liberté, qui a ouvert largement
l'accès de toutes les carrières, de toutes les situations,
à la valeur individuelle; dans cette République « il
« faut être riche pour se permettre d'être un savant, et
« pour se payer le luxe d'avoir des idées bien à soi »...
Suprême ironie!... Le flot des déclassés s'élève et de-
vient menaçant. Ces jeunes gens ont sacrifié leurs
plus belles années à un travail abstrait, au milieu de
difficultés matérielles constantes; ils ont acquis des
diplômes et des titres, caressant la juste espérance de
gagner honnêtement leur vie, et ils sont là sur le pavé,
parfois sans pain; et, ce qui est plus terrible, livrés
au désespoir, aux regrets amers de leur vie perdue...
A côté d'eux, ils voient leurs collègues, plus riches et
plus intrigants, passer le front haut, le regard orgueil-
leux, contents d'eux-mêmes, satellites conscients d'un
astre à la mode.

Pour le jeune homme aux idées indépendantes, amou-
reux de cette Science qui est si puissante, si mysté-
rieuse encore, s'il veut vivre, il faut qu'il renonce à ses
rêves, et refoulant au fond de son cœur les nobles as-
pirations qui y bouillonnent, il faut qu'il suive le cou-
rant et marche dans l'ornière.

Hors de l'ornière point de salut.

Il est temps de réagir contre le terre à terre de l'existence courante qui ne vise qu'à la fortune. Il faut voir
dans la médecine « non le but, mais le moyen de faire
ce que l'on croit Bien et Juste (1) ». Je me range absolument à cette conception du Devoir et je rappel-
lerai ici les paroles du savant médecin légiste Legrand
du Saulle :

« Quelle admirable profession que celle qui place
« un homme au-dessus de tous les événements qui

_____

(1) Dr Sophie Abrachkevitch.

« troublent et ensanglantent son pays; qui lui donne
« accès partout et lui procure l'occasion de faire éga-
« lement le bien partout; qui lui permet de tout voir,
« de tout entendre, et de garder le silence; de ne
« trouver dans les individus les plus égarés, les plus
« à plaindre, ou les plus coupables, que des malades
« dignes d'une égale sollicitude, de n'être influencé par
« aucun des bruits du dehors, et de pouvoir ausculter
« sans plus d'émotion le vainqueur ou le vaincu, le
« mendiant sur son grabat, ou l'archevêque de Paris
« dans son cachot, l'espion prussien à la pistole, ou
« le Président de la Cour suprême dans une cellule de
« condamné à mort; et de recevoir de tous les mêmes
« marques de déférence et le même remerciement! »

Legrand du Saulle estimait que le médecin doit res-
ter en dehors des passions politiques, des luttes de
parti.

Aujourd'hui, moins que jamais, nul n'a le droit
de se désintéresser des grandes questions qui capti-
vent l'esprit des peuples. Le médecin avant tout est
un membre de la Société; son rôle peut être im-
mense, parce que mieux que tout autre, il peut souvent connaître la cause intime de bien des maux. Il a
le devoir de mettre en lumière ces éléments économi-
ques et moraux, qui se retrouvent à l'aurore de toute
Révolution. Il a le devoir d'étudier la mentalité humaine
pour défendre et sauver, parfois, quelques-unes de ces
victimes du mouvement fébrile de notre siècle.

Il doit être un penseur, un philosophe, un observa-
teur sincère; il doit, conservant son calme, ramener
dans la voie du Progrès ceux que les passions égarent.

Bien pénétré de son double rôle et ne transigeant
jamais avec sa conscience, il doit être Celui qui marche en avant, sans défaillance, sans faiblesse, n'ayant
qu'un seul but, la défense de ce qui est Vrai, de ce qui
est Juste.

Il me semble que le médecin parait bien grand dans ce cadre, et c'est ainsi cependant qu'il pourrait être si la Science ne s'était point prostituée aux vils intérêts individuels, à la soif du plaisir et de la fortune.

Que ceux qui comprennent ainsi la carrière médicale n'hésitent pas à y entrer. Ils auront à lutter contre tout, contre tous, mais qu'importe, pourvu qu'en un point isolé, ils puissent un jour réaliser partiellement leurs espérances !

Ils auront la suprême satisfaction d'avoir écouté la voix de la conscience, et celle-là ne ment pas.

Montpellier, août 1899.

Paris. — Imp. G. Maurin, rue de Rennes 71. — 10/99

www.ingramcontent.com/pod-product-compliance
Lightning Source LLC
LaVergne TN
LVHW010920180726
843502LV00010B/4206